AF467949

PROPOSITIONS

MÉDICALES

ET

OBSERVATIONS

RELATIVES AU

CHOLÈRA,

A LA

CHOLÉRINE ET A LA SUETTE

ÉPIDÉMIQUES.

PAR LE DOCTEUR **NIVELET**,

SECRÉTAIRE DE LA SOCIÉTÉ DE MÉDECINE DE L'ARRONDISSEM[t] DE COMMERCY.

Prix 1 franc.

A COMMERCY,

CHEZ L'AUTEUR ET CHEZ CABASSE,

IMPRIMEUR-LIBRAIRE.

1854.

Témoin des trois épidémies de 1832, de 1849 et de 1854, je crois de mon devoir de publier les observations que j'ai faites et les réflexions qu'elles m'ont suggérées.

L'humanité, à peine relevée de ses jours d'épreuves, si tristes pour quelques-uns, si émouvans pour tous, attend sans doute que, de l'ensemble des travaux des praticiens, sorte un monument qui la protège, la rassure pour l'avenir.

J'apporte ma pierre à ce monument.

Sans m'exagérer l'importance de ce petit travail, je me persuade, au moins, que tous, hommes de la science et gens du monde, me sauront gré de mes intentions.

Dr Nivelet.

Commercy, le 1er novembre 1854.

communications auxquelles entraînaient les devoirs de la parenté. J'avais appris, dès le début, que ce village, situé sur la route de Paris à Strasbourg, avait été traversé par un régiment d'infanterie, venant de Paris, traînant avec lui des cholérines, et que des malades y avaient stationné. J'avais appris, que des faits analogues avaient eu lieu de la part de rouliers qui s'y étaient arrêtés pour cause de cholérines et qui étaient morts du choléra un peu plus loin. En 1849 donc, j'étais loin de nier la contagion.

L'épidémie de 1854, est venue m'apprendre combien on peut errer, en tirant des conséquences trop générales des faits particuliers qu'on a sous les yeux. Cette épidémie s'est montrée en beaucoup de points très-analogue à celle de 1832.

J'ai vu, dans huit communes de notre voisinage, la cholérine et le choléra se manifester sous forme de cas isolés sans qu'aucun foyer d'infection ait pu s'y établir.

A *Ville-Issey*, commune composée de deux parties bien distinctes, *Ville* et *Issey*, séparées entre elles par une distance d'environ 500 mètres, le choléra, malgré les rapports des familles entre elles, ne fit de ravages que dans la partie d'*Issey*: il y frappa euviron le septième de la population. La portion de *Ville*, un tiers plus forte, compta à peine deux ou trois cas.

A *Commercy,* les faits semblent avoir eu pour but d'éloigner toute idée de contagion. Le choléra s'y manifesta par des cas isolés, dans vingt rues différentes de cette localité, qui compte environ 4000 âmes. On eut voulu disperser ces cas dans la ville à parts à peu près égales, qu'on n'eut pu faire mieux que n'a fait l'influence épidémique elle-même. Une soixantaine de cas, observés tant sur les adultes que sur les enfans, se trouvèrent ainsi disséminés. A peine compterait-on deux ou trois familles qui aient eu plus d'un cholérique. Nulle part on n'observa le moindre foyer de contagion.

A Commercy, j'ai vu une jeune fille, étrangère à la ville, être prise du choléra dans une maison où elle était venue pour rendre quelques services, un jour de foire. Je l'ai vue, constamment entourée, pendant huit jours, de cinq ou six personnes qui lui prodiguaient leurs soins, et je me suis assuré qu'aucune d'elles n'avait ressenti, postérieurement, la moindre indisposition. La rue où ce fait a eu lieu, est la plus étroite et l'une des plus malsaines de la ville. Après comme avant le cas observé sur cette jeune fille, elle est restée exempte de choléra.

En 1854, est-il possible, après des observations si précises, de croire à la contagion?

La question de la diarrhée *prémonitoire* va nous offrir les mêmes incertitudes, les mêmes contradictions.

Questions posées depuis bientôt 30 ans, et qui, aujourd'hui, attendent encore leur solution.

Si l'on voulait contester la base de notre proposition, parce qu'elle repose sur une hypothèse, un être de raison, un mythe si l'on veut, nous l'appuyerions solidement sur cet axiome de physique : *Il n'y a pas d'effet sans cause.*

Quand on compare entre eux les symptômes de de la *cholérine* et de la *suette,* il paraît difficile d'admettre, que deux affections si dissemblables en apparence, proviennent de la même source, aient la même origine.

La *suette* débute par une véritable commotion fébrile, qui porte subitement le pouls à 90, 100 pulsations par minute, et élève la température de la peau autant que dans les affections les plus inflammatoires. Dans sa marche, sauf ses temps de rémissions, elle présente tous les caractères des maladies pyrétiques.

La *cholérine* se développe et marche sans réaction fébrile ; elle laisse le pouls, à peu près dans son état normal. A peine manifeste-t-elle quelques symptômes à caractère prodromiques, quelques horripilations, quelques frissons.

La *suette* s'accompagne d'une diaphorèse abondante et d'une constipation opiniâtre.

Dans la *cholérine*, la transpiration cutanée paraît suspendue, et il y a flux intestinal.

Certes, il serait difficile de rencontrer deux affections à symptômes mieux opposés et plus contradictoires, et il peut répugner tout d'abord de leur reconnaître la même étiologie.

Mais quand on réfléchit aux corrélations, aux sympathies physiologiques qui existent entre la peau et la muqueuse des organes digestifs, c'est-à-dire entre le tégument externe et le tégument interne; quand on se rappelle que ces deux enveloppes, l'une du dedans, l'autre du dehors, sont le siége le plus ordinaire des crises naturelles, et que l'organisme semble les préférer, le plus souvent, pour siége de ses efforts d'élimination, alors la dissemblance s'efface et l'analogie apparaît. Alors, on comprend que deux actions si différentes par leurs caractères, par les phénomènes pathologiques que chacune d'elles développe, puissent tendre au même but, c'est-à-dire à l'expulsion de la même cause, du même principe morbifique.

Ce qui confirme cette conjecture, c'est de voir, partout où règne l'épidémie, la *suette* et la *cholérine*, ou le *choléra*, apparaître et marcher de pair. En 1854, cette coïncidence n'a jamais fait défaut à nos observations. Sans doute qu'elle existait aussi en

1832, bien que nous n'ayons pas souvenir d'avoir observé des *suettes* à l'hôpital Beaujon où, probablement les lits étaient réservés aux cholériques. En 1849, les *suettes* étaient fréquentes à *Ménil-la-Horgne ;* leur nombre y fut au moins égal à celui des cas de *choléra ;* elles y furent, pour ceux qui les subissaient, un préservatif manifeste du fléau indien.

Nous ne chercherons pas à expliquer comment s'opèrent, organiquement parlant, ces crises pathologiques. Le champ ouvert, sur ce point, aux hypothèses, serait vaste : mais nous trouverions peu de satisfaction dans des idées purement spéculatives. Remarquons seulement que, dans la *suette*, comme dans la *cholérine*, l'élimination semble se faire par la partie séreuse du sang.

Ce qui démontre bien la corrélation qui existe entre ces deux phénomènes critiques, c'est la facilité avec laquelle la *suette* et la *cholérine* se transforment l'une dans l'autre. Mais, le changement s'opère plus volontiers de la *cholérine* à la *suette* que de la *suette* à la *cholérine*. Bien des fois, dans le cours de la dernière épidémie, j'ai été appelé d'une manière si pressante, près de malades que je traitais pour des *cholérines*, que je m'attendais à les trouver en proie au *choléra*. Bien des fois, arrivé près d'eux, j'apprenais que la diarrhée était passée, et je reconnaissais une *suette* avec son cortège de fièvre, de battemens de cœur et d'anxiété précordiale.

3e PROPOSITION.

Dans la Suette, *la crise d'élimination ne présente aucune tendance pernicieuse : il faut la favoriser.*

Cette proposition repose toute entière sur l'expérience. En 1854, j'ai eu à observer 149 cas de *suette*, 53 à *Commercy*, le reste dans les villages environnans. Pas un n'a eu de terminaison fâcheuse.

J'ai remarqué bien positivement que plus les premières sueurs étaient favorisées, moins la crise d'élimination avait de durée. Dans un cas des plus intenses, la première sueur dura 23 heures consécutives ; le lit de la malade était littéralement trempé, sans la moindre tendance au refroidissement. Cette *suette* se termina franchement en trois jours.

Les *suettes* les plus rebelles ont toujours été celles dont les premières sueurs avaient été contrariées, soit par un changement trop fréquent de linge, soit par un empressement trop grand du malade à quitter le lit, soit par un traitement mal entendu.

J'ai vu, dans les derniers temps de l'épidémie, des *suettes* datant de six et sept semaines. Les malades m'ont toujours appris que leurs premières sueurs n'avaient pas eu un libre cours, qu'on leur avait conseillé de boire froid, de se découvrir, quelquefois même qu'on les avait mis au bain, etc.

Pour mon compte, j'ai toujours favorisé les sueurs par des couvertures suffisantes, par des boissons chaudes, et toujours je m'en suis bien trouvé.

Souvent, dès le premier jour, les malades réclamaient de la nourriture, et je les autorisais à prendre leurs infusions coupées avec moitié lait: dès le second jour, je n'imposais le plus souvent qu'une demi-diète.

Contre les battemens de cœur et l'anxiété précordiale, les cataplasmes chauds, appliqués sur l'épigastre, me donnaient les meilleurs résultats.

Cette méthode de traitement, découlait tout naturellement de l'idée que je m'étais faite de la maladie. Il fallait, par les boissons et par une alimentation prompte, réparer, pour le sang, la partie séreuse qu'il perdait par ces abondantes diaphorèses. C'est parce que cette perte est facilement réparable dans la *suette*, que cette crise d'élimination n'entraîne pas de conséquence fâcheuse comme la *cholérine*.

4e PROPOSITION.

Dans la Cholérine, *la crise d'élimination mène au Choléra : il faut la combattre.*

Ce qui rend la cholérine si dangereuse, c'est la difficulté qu'il y a, dans cette crise, de réparer, par l'alimentation, les pertes séreuses que subit le sang.

Dú moment que les organes excréteurs de la muqueuse intestinale s'ouvrent à l'élimination, il semble que les absorbans se paralysent en même temps. Alors, la moindre substance alimentaire, souvent même la moindre boisson, ne peuvent plus profiter au sang, et ne font qu'activer le flux diarrhéïque.

Soumis à ces pertes incessantes que rien ne répare, le sang, dans lequel prédomine l'élément fibrineux, s'épaissit, s'enraye dans sa circulation, jusqu'au moment où arrive le choc nerveux qui constitue le choléra avec ses affreux symptômes.

Cette appréciation de la cholérine et de ses conséquences pathologiques, se justifie par les faits nombreux que la dernière épidémie est venue révéler à l'observation. Partout où l'attention publique s'est éveillée contre la *diarrhée prémonitoire*, la dîme du choléra s'est trouvée réduite à de minimes proportions. C'est par là que l'on peut expliquer l'énorme différence de mortalité qui s'est observée entre les villes et les communes rurales. Dans les premières, les médecins ont pu signaler le danger des cholérines et leur opposer, à temps, des remèdes efficaces. Chaque guérison de cholérine, était une proie qu'on arrachait ainsi au choléra. Dans les campagnes, le médecin et les remèdes arrivaient, le plus souvent, trop tard.

La précaution que j'ai eue, d'éveiller sur ce point l'attention de mes cliens de la campagne, m'a donné les résultats les plus satisfaisans.

A *Ville-Issey*, sur environ 30 cas de choléra, je n'en ai compté que 6 dans ma clientèle; mais j'y ai arrêté 14 cholérines à danger imminent.

A *Commercy*, dont la population s'élève à 4000 âmes, on n'a compté qu'environ 60 cas de choléra, tant sur les enfans que sur les adultes. Chargé, pour ma part, d'un service qui portait sur le tiers, à peu près, de la population, j'ai eu à y arrêter 66 cholérines. Chaque médecin, dans les deux autres quartiers, a dû agir dans des proportions analogues. On peut juger, par là, du nombre des malades qui, par des mesures administratives bien entendues, ont échappé au choléra.

5e PROPOSITION.

Le sous-nitrate de Bismuth, *à hautes doses, est l'un des meilleurs remèdes contre la cholérine.*

Depuis longtemps, la réputation du *sous-nitrate de Bismuth* contre les affections nerveuses et idiopathiques des organes digestifs, est établie en médecine; depuis longtemps, cet agent thérapeutique est considéré comme un sédatif puissant du système nerveux épigastrique.

L'art moderne, bien loin de lui contester ces qualités que l'expérience confirmait, n'a fait que donner plus d'extension à son emploi : il le recommande contre les affections du tube digestif, à forme spasmodique, contre les *cardialgies* ou *crampes d'estomac*, et contre les flux intestinaux, diarrhéïques ou dyssentériques. Enfin, deux des praticiens les plus éminens de Paris, MM. Trousseau et Pidoux, l'ont vanté avec beaucoup de raison, l'un contre le *choléra infantilis*, l'autre contre le *choléra épidémique*.

Devant ces considérations, n'y a-t-il pas lieu de s'étonner de l'espèce d'oubli où le Bismuth semble être tombé pendant l'épidémie que nous venons de traverser?

Dans les intervalles, eau de riz gommée, froide et en petite quantité. — Diète jusqu'à la cessation du dévoiement, qui, d'ordinaire, avait lieu en moins de 6 heures.

Dans la grande majorité des cas, cette médication que j'ai continuée ensuite à *Commercy* et dans les autres communes, a suffi.

Dans les cas graves, où j'avais été appelé un peu tard, j'ajoutais à la potion de 3 à 6 décigrammes *d'extrait de ratanhia*, je prescrivais des demi-lavemens amilacés et laudanisés, et de 4 à 6 des pilules suivantes, à prendre de 2 heures en 2 heures, en alternant avec la potion au Bismuth :

Diascordium.... }
Thériaque...... } 1 gramme de chaque :

Pour 6 pilules.

Contre les cas légers, et afin de pouvoir parer, tout d'abord, aux premiers accidens, j'avais toujours sur moi des pilules ainsi formulées :

Sous-nitrate de Bismuth. }
Diascordium............ } 1 gramme de chaque.
Extrait thébaïque........ 15 centigrammes.

Pour 6 pilules.

Ces pilules m'ont rendu les plus grands services.

La médication au Bismuth offre, à mes yeux, les avantages suivans :

1° Elle n'a pas, comme l'administration d'emblée des lavemens amilacés et opiacés, l'inconvénient d'enfermer dans l'intestin les produits d'élimination qui y sont contenus, ce qui expose aux récidives.

2° Elle est d'un emploi facile, et les malades, même les enfans, s'y conforment sans la moindre difficulté, le Bismuth n'ayant pas d'odeur et n'offrant que peu de saveur.

3° Elle offre une garantie contre les rechutes; les malades peuvent la continuer sans le moindre inconvénient, après la cessation de la diarrhée.

Ce dernier point, est sans doute le plus important. Tous les praticiens, après avoir arrêté les premiers accidens, ont eu à s'inquiéter des écarts de régime que pouvaient commettre leurs malades : ils ont reconnu surtout les grandes difficultés de l'alimentation. Grâce au Bismuth, dont je faisais prendre 1|2 gramme, soit en potion, soit en poudre, avant chaque repas, je me trouvais fort rassuré à ce sujet : les récidives étaient excessivement rares.

Quant à l'alimentation, j'ai constaté bien des fois que le bouillon chaud et le café au lait, provoquaient et excitaient la diarrhée. Je me suis étonné, de voir la plupart des praticiens placer le bouillon au nombre des alimens les plus convenables dans la cholérine.

La nourriture que je recommandais était, pour le premier jour : un ou deux œufs à la coque, sans pain ; le biscuit trempé dans de l'eau vineuse ; la confiture, surtout celle de coings, sur de l'échaudé. — Le second jour, j'autorisais, en plus, une ou deux panades bien cuites. — Les jours suivans, les malades pouvaient passer aux potages gras, au riz, au vermicelle, à la semouille, au tapioka, bien cuits et bien épaissis, et avec la précaution que le bouillon qui devait servir à les préparer, eût été parfaitement dégraissé.

6e PROPOSITION.

Dans les épidémies à diarrhée prémonitoire, *comme celle de* 1854, *la glace ou l'eau fraîche, et les préparations camphrées employées méthodiquement, constituent, à elles seules, le meilleur traitement du choléra.*

Nous voulons éviter l'inconvénient que nous signalions dès le début de notre première proposition : nous aurons soin de rester en garde contre les inductions trop absolues. C'est pourquoi nous restreindrons à ce que nous avons vu en 1854, celle que nous posons ici.

Nul doute que la plupart des médecins qui sont venus vanter des traitemens contre le choléra, n'aient été d'une entière bonne foi, et que leur enthousiasme n'ait reposé sur une série de guérisons bien positives. Nul doute que la plupart n'aient expérimenté et observé avec tout le sang-froid désirable. Si les résultats qu'ils annonçaient ont fait défaut, le plus souvent, aux autres praticiens, cela peut tenir, entre autres causes, à la différence des conditions dans lesquelles l'expérimentation était faite.

Certes, nous croirions ridicule de vouloir appliquer notre 6e proposition à une épidémie cholérique du génie de celle que nous avons observée en 1849 *à Ménil-la-Horgne*. Là, pas de *diarrhée prémonitoire*, par conséquent, pas de soins préalables propres à amoindrir l'intensité des cas de choléra. Tous ces cas étaient subits, et, la plupart tuaient les malades en 5 ou 6 heures... De quelle puissance eussent pu être contre eux la glace et le camphre?... Aux épidémies de cette nature, la science, dans notre conviction, ne peut guère opposer que des moyens préventifs.

Nos souvenirs nous rappellent qu'en 1832, la glace jouait un rôle à l'hôpital Beaujon ; mais, comme nous l'avons vu depuis dans la plupart des traitemens vantés par divers praticiens, elle n'y tenait que la place de moyen secondaire : elle s'y combinait avec les stimulans internes et externes et les opiacés.

La science a consigné que, dès cette année-là aussi, le professeur Broussais, d'illustre mémoire, faisait ressortir les immenses avantages qu'il retirait, contre le choléra, de la glace employée comme *anti-phlogistique*.

Quand, il y a trois mois, se manifestèrent les premiers cas de choléra dans notre pays, j'éprouvai, comme tous les praticiens, l'embarras de choisir un traitement dans l'arsenal un peu confus, des moyens thérapeutiques vantés contre cette maladie. Plein de confiance dans le Bismuth, qui me réussissait si bien contre la cholérine, je voulus l'opposer aux vomissemens du choléra : il ne faisait que les activer comme tant d'autres remèdes.

Le hasard se chargea de m'éclairer.

A *Ville-Issey,* dans un cas que je croyais désespéré, parce qu'il avait lieu sur une personne très-âgée et que j'avais été appelé fort tard, je me contentai de prescrire l'eau fraîche, par cuillerées, en même temps que je recommandais de bassiner le lit de la malade pour la réchauffer. Le lendemain je fus fort surpris de trouver un meilleur *facies*, un pouls sensible, et d'apprendre que les déjections alvines et les vomissemens avaient cessé.—L'eau fraîche fut continuée seule, et le troisième jour, une convalescence franche s'annonçait.

Dès ce moment, je résolus d'expérimenter la glace et l'eau fraîche, à l'exclusion de tous autres moyens.

Cependant, il n'était bruit dans notre pays, que des merveilles que certains empyriques opéraient, contre le choléra, par l'administration de l'*esprit de camphre*. On avait vu les symptômes les plus graves arrêtés, presque instantanément, par ce remède qui se donnait par cuillerées à café. Seulement, on convenait que les malades avaient succombé ensuite à des accidens cérébraux.

Un de mes amis, étranger à la médecine, m'écrivait aussi d'une ville éloignée : « Nous avons ici » un praticien qui guérit le choléra avec l'eau-de-vie » camphrée à l'intérieur; mais ses malades suc- » combent ensuite à la fièvre typhoïde. »

Je réfléchis, que les préparations de camphre pouvaient avoir leur utilité, mais que peut-être on en abusait.

J'avais vû, un matin, un jeune homme de notre faubourg en proie à un choléra des plus algides et des plus propres à ne laisser aucun espoir. Je l'avais quitté, conseillant la glace et l'eau fraîche. Deux ou trois heures après, la mère du malade accourut à moi, dans la rue, me suppliant d'ajouter au traitement quelque chose qui put sauver son fils. Voulant laisser à cette pauvre mère quelques illusions que j'étais loin de partager, je prescrivis un gramme d'*esprit de camphre*, à administrer par gouttes, de quart d'heure en quart d'heure, sur un très-petit morceau de sucre. — Le soir du même jour, la mère entrait chez moi, en s'écriant : Monsieur, il va mieux... votre remède le sauvera... faut-il le continuer?... Immédiatement, je me rendis auprès du malade qui, à mon grand étonnement, était en effet beaucoup mieux. Je le questionnai sur les effets du remède, il me répondit : il m'a sauvé, Monsieur ; mais, je sens qu'à présent il m'échauffe l'estomac et me porte le sang à la tête. — L'esprit de camphre ne fut pas continué, et le malade guérit.

La règle que je suivis dès-lors, fut de prescrire l'esprit de camphre par gouttes, de demi-heure en demi-heure, en recommandant de le cesser absolument dès que les malades n'en reconnaîtraient plus les bons effets et accuseraient de la chaleur à la tête ou à l'estomac. — Bientôt je constatai que ce remède était puissant contre les vomissemens et qu'il contribuait beaucoup à l'établissement d'une réaction favorable. — Mais, la plupart des malades n'en supportaient bien que sept à huit gouttes; d'autres, en demandaient la cessation après la deuxième ou la troisième.

Dans un cas de choléra au premier degré, sur une enfant de sept ans, affaiblie par des maladies antérieures, je reculai devant l'emploi de l'esprit de camphre. Je prescrivis à la place le lavement suivant :

Camphre..............	5 décig.
Jaune d'œuf............	1/2.
Eau gommeuse.........	100 grammes.
Laudanum de Sydenham.	gtte V.

M. S. A. à administrer froid.

Ce lavement fut tenu, et presque aussitôt les vomissemens et les déjections alvines cessèrent.

Ces faits avaient lieu dès les premiers temps de l'épidémie que nous avions à subir. Ils me portèrent à m'arrêter dans le traitement du choléra confirmé, aux moyens suivans :

De quart d'heure en quart d'heure, un morceau de glace de la grosseur d'une noisette;

Dans les intervalles une ou deux *cuillerées à café* d'eau fraîche ;

Une goutte d'esprit de camphre toutes les demi-heures, jusqu'à refus du malade ;

Dans le cas où le malade repoussait ce remède avant l'établissement de la réaction, je le remplaçais par le lavement camphré ci-dessus, dont je portais le camphre jusqu'à 1 gramme pour les adultes.

Grâce à cette médication fort simple, j'eus la satisfaction de ne voir succomber que le quart environ des cholériques que je fus appelé à traiter, tant à la ville qu'à la campagne. Et encore, dans cette proportion de décès se trouvent compris ceux que, au commencement de l'épidémie, je traitai par des moyens différens, par les stimulans ammoniacaux et par le sulfate de strychnine.

Si je me suis assuré positivement qu'en dehors de l'esprit de camphre, administré à très-faibles doses, toutes les autres substances médicamenteuses ne faisaient qu'activer les vomissemens, j'ai constaté aussi, plus d'une fois, que le même inconvénient résultait, pour les malades, de l'abus de l'eau fraîche et de la glace.

Je partage l'opinion des médecins qui ont avancé que, dans le choléra, l'action des absorbans de la muqueuse digestive est comme paralysée. Donc, quelle que soit la substance dont on embarrassera la cavité gastrique, il surviendra des spasmes d'expulsion, il y aura excitation du vomissement.

C'est pourquoi j'attache tant d'importance à l'emploi *méthodique* de la glace et de l'eau fraîche elles-mêmes, c'est-à-dire à leur administration à très-faibles doses ; il importe que le praticien soit en garde contre l'avidité des malades pour ce puissant moyen thérapeutique vers lequel l'instinct semble les pousser.

Ce qui m'a paru surtout remarquable dans les effets de ce traitement, c'est la lenteur avec laquelle s'opère la réaction. Cette lenteur que j'ai toujours vu mener à une convalescence franche, est une garantie, sans doute, contre les congestions locales qui sont la suite des réactions promptes et violentes.

J'ai vu la plupart des malades rester à la glace et à l'eau fraîche, pendant deux ou trois jours, sans demander autre chose, et exprimant même, le plus souvent, de la répugnance pour toute alimentation. Je m'étais fait une règle, sur ce point, de consulter, avant tout, leurs dispositions instinctives, et j'ai toujours remarqué comme elles les servaient bien.

Quelques-uns renonçaient à la glace au bout de 12 ou 24 heures, et préféraient exclusivement l'eau fraîche.

Aussitôt qu'ils manifestaient le besoin de quelque aliment, je prescrivais le bouillon froid dégraissé, d'abord par cuillerées à café, d'heure en heure, ensuite par cuillerées ordinaires.

Dès le lendemain, le plus souvent, je pouvais permettre un peu d'eau rougie et quelques cuillerées de potage froid.

J'ai toujours vu la convalescence marcher parfaitement, sous l'influence d'une alimentation prudente et graduée.

COMMERCY, IMPRIMERIE DE CH. CABASSE.

www.ingramcontent.com/pod-product-compliance
Ingram Content Group UK Ltd.
Pitfield, Milton Keynes, MK11 3LW, UK
UKHW020540230726
13925UKWH00006B/2401

9 782014 036800